AF502448

SUR L'IMMUNITÉ

ET

LA SÉROTHÉRAPIE

DE

LA TUBERCULOSE

PAR

TATSUSABURO YABÉ

MÉDECIN PRINCIPAL DE LA MARINE JAPONAISE

Communication au Congrès tuberculeux à Londres

PARIS

LIBRAIRIE DE LA SOCIÉTÉ DU RECUEIL GÉNÉRAL DES LOIS ET DES ARRÊTS

FONDÉ PAR J.-B. SIREY, ET DU JOURNAL DU PALAIS

Ancienne Maison L. LAROSE & FORCEL

22, *rue Soufflot*, 5e *arrond.*

L. LAROSE, Directeur de la Librairie

1901

SUR L'IMMUNITÉ

ET

LA SÉROTHÉRAPIE

DE

LA TUBERCULOSE

Quand M. Koch a fait sa belle découverte de la tuberculine en 1890, il a annoncé l'existence de l'immunité
de la tuberculose et il a trouvé l'influence exercée par
l'infection tuberculeuse préexistante sur l'inoculation
consécutive chez les cobayes. Chez les cobayes sains,
l'inoculation tuberculeuse détermine la formation de
l'ulcère typique qui persiste jusqu'à la mort de l'animal,
mais si l'on pratique la même inoculation sur un cobaye
déjà tuberculeux depuis quatre et six semaines, on voit
que ce point d'inoculation s'indure dès le deuxième
jour et prend une coloration foncée. Bientôt se forme
une véritable plaque de nécrose qui s'élimine, laissant
une ulcération plane, laquelle se cicatrise habituelle-
ment très vite et guérit définitivement sans infection
des ganglions lymphatiques correspondants. Cette dé-

couverte de M. Koch a été le premier rayon de lumière dans l'existence de l'immunité de la tuberculose. MM. Metchnikoff et E. Roux ont pu à plusieurs reprises confirmer cette influence de la maladie préexistante et ce phénomène typique a été appelé « Phénomène de Koch ». Ils ont observé que l'infection ultérieure est toujours moins grave chez l'animal déjà tuberculeux et ils ont exposé que l'analogie avec les phénomènes connus pour les infections syphilitique ou morveuse, sous ce rapport est indéniable. Ce phénomène de Koch bien affirmé, bien approfondi par MM. Metchnikoff et E. Roux, nous indique à coup sûr l'existence du mécanisme de l'immunité de la tuberculose, bien que ce soit à un très léger degré, et l'arrêt ou la guérison naturelle de cas prouvés par les anatomopathologistes fortifie encore cette hypothèse ; mais malheureusement, toutes les expériences tentées dans ce but avec l'ancienne tuberculine n'ont donné aucun résultat. On mit alors en doute l'existence de l'immunité sur la tuberculose et on abandonna entièrement l'usage thérapeutique de la tuberculine.

M. Koch fabriqua par la suite un nouveau produit, la tuberculine résiduelle T. R. annonçant, grâce à sa nouvelle préparation, la possibilité d'immunisation de la tuberculose sur des cobayes, mais cette T. R. ne donna pas facilement sous la main d'autres chercheurs les résultats promis.

Des sérothérapeutistes prétendent à l'efficacité de leurs sérums, qui n'étaient que des sérums antituber-

culineux, en vérité, sans influence sur les bacilles tuberculeux, de sorte que ces sérums ne donnent aucun résultat positif dans les expériences sur des animaux de
laboratoire, d'où les doutes sur l'existence même de
l'immunité de la tuberculose.

Je me suis donné à la question de l'immunité de la tuberculose en 1898 dans le laboratoire de M. E. Roux à
l'Institut Pasteur de Paris, et mon premier but dans
cette recherche était l'existence ou la non-existence de
l'immunité.

Bien qu'on croie que la tuberculine soit la toxine principale des bacilles tuberculeux, elle n'en représente pas
du tout l'action pathogénique, et elle n'a pas non plus
d'action immunisante. Elle est seulement un réactif pour
la tuberculose. J'ai donc cherché d'autres substances
douées des propriétés pathogéniques des bacilles tuberculeux en conjecturant la faiblesse de la toxicité des
toxines de ces bacilles; vu la grande différence qu'il y a
entre l'action toxique des bacilles tuberculeux et celle
d'autres microbes pathogéniques comme les bacilles du
choléra, du tétanos et de la diphtérie. Dans le cas de la
tuberculose, l'action toxique, locale, inflammatoire prédomine. Pour cette raison, je n'attache pas grande impor-
tance à la question de la dose mortelle à laquelle
MM. Behring et Maragliano apportent tant d'attention.
En même temps je partais d'un principe tout à fait diffé-
rent de celui de M. Behring. Lui et ses élèves ont travaillé
sur les toxines tuberculeuses pour y trouver des substances plus énergiques que la tuberculine à tuer des

animaux sains et tuberculeux sans perdre le caractère de cette dernière. Mes expériences m'indiquèrent que la tuberculine n'a pas l'action des bacilles et qu'elle est un réactif pour la tuberculose. Donc, je me suis servi de la tuberculine plutôt pour déterminer le caractère des nouvelles toxines que j'ai analysées du corps des bacilles. Après avoir injecté d'abord une nouvelle toxine au cobaye sain je lui ai fait l'injection de la tuberculine quand il avait la température normale et j'ai observé la réaction fébrile.

Pour la fabrication des toxines, j'ai choisi les bacilles tués par la chaleur, parce qu'ils sont doués de la même propriété pathogénique que les vivants. Les bacilles morts sont justement la toxine brute ou naturelle, mais ils restent sans être absorbés dans le tissu injecté. Si on les décompose par des procédés chimiques, on peut changer les matières absorbables du tissu injecté, mais ces nouvelles substances perdront toujours leurs spécifiques actions pathogéniques ; cependant il y a des substances qui peuvent représenter quelques propriétés des bacilles tuberculeux.

J'ai obtenu trois substances des corps bacillaires en extrayant avec l'alcool et l'éther, la solution de potasse et le réactif Schweitzer.

I. — La substance adipeuse, graisse ou plutôt cire (d'après Aronson) ;

II. — La substance protéique tuberculomycoprotéine ;

III. — La substance chimiquement indéterminée appelée, de son action, tuberculobactéricidine, dont les caractères se rapprochent des nucléines.

Les deux premières substances suivies d'une injection de tuberculine donnent la réaction hyperthermique que ne donne pas la troisième. J'ai choisi la tuberculomyco-protéine et la tuberculobactéricidine pour mes essais d'immunisation, parce qu'elles représentent l'action essentielle des bacilles tuberculeux. L'une provoque une leucocytose au point d'injection et l'autre provoque la vascularité oblitérante, rôle capital pour la formation du tubercule, de même qu'elle produit la vascularité microscopique toxique sans bacilles, tout à fait semblable aux tubercules, type primitif de la méninge.

La tuberculomycoprotéine a été fabriquée par une submersion des corps bacillaires dans une solution à 0,5 0/0 de potasse, précipitée par l'acide acétique, lavée par l'eau stérilisée, dissoute en 20 0/0 en volume dans de l'eau faiblement alcalinisée avec du bicarbonate de soude.

La fabrication de la tuberculobactéricidine a été faite par la submersion des corps bacillaires dans les réactifs Schweitzer. Le précipité formé par l'acide sulfurique, lavé par l'eau stérilisée, a été dissous à 10 0/0 dans l'eau alcalinisée avec du bicarbonate de soude.

Ces deux substances sont plus toxiques chez les cobayes tuberculeux que les cobayes sains. La tuberculomycoprotéine donne la réaction fébrique, tandis que la tuberculobactéricidine donne l'abaissement de la température avec une action toxique chez les cobayes tuberculeux, plus forte que la micoprotéine.

En essayant de donner l'immunité aux cobayes avec

ces deux substances, j'ai aperçu que la tuberculobacté-ricidine peut déterminer le « Phénomène de Koch » et qu'elle donne l'immunité bactéricide. La tuberculo-mycoprotéine donne aussi l'immunité, mais plus difficilement que la tuberculobactéricidine et j'ai pensé qu'elle donne plutôt l'immunité antitoxique, mon opinion étant que c'est une substance comparable à la toxine soluble d'autres microbes. D'après cela, j'ai conclu sur la question de l'immunité de la tuberculose comme suit (ce Mémoire a été publié à Paris, en novembre 1899).

I. — L'immunité de la tuberculose existe, mais elle est bien difficile à apercevoir d'un coup d'œil. Le phénomène de Koch est l'évidence de l'existence de l'immunité.

II. — La tuberculose est une maladie vaccinable et curable puisqu'on peut établir l'immunité contre elle par les injections de la tuberculomycoprotéine et de la tuberculobactéricidine.

III. — L'ancienne tuberculine ne représente aucune propriété des bacilles tuberculeux et elle n'a pas les propriétés pour être regardée comme une toxine *in vivo*, bien qu'elle nous embarrasse comme toxine principale par ses curieuses réactions. Ce n'est qu'un réactif pour la tuberculose et non plus une toxine. Elle n'a jamais l'action immunisante soit antitoxique, soit bactéricide. Quelquefois, elle amène l'influence favorable à la suite de sa réaction locale.

IV. — Les autres produits semblables à la tuberculine ancienne ont le même sort qu'elle.

V. — La nouvelle tuberculine T. R. est plus raisonnable que l'ancienne. C'est une substance tout à fait différente de par son mode de fabrication. Manquant d'expériences personnelles en cette matière, je réserve mon opinion, mais la méthode de sa fabrication me paraît peu raisonnable.

VI. — Toutes les substances nécessaires pour l'immunité restent dans le cadavre des bacilles tués par la chaleur.

VII. — La toxine tuberculeuse ne diffuse pas facilement, et elle reste locale où siègent les bacilles.

VIII. — La mycoprotéine représente une action de leucocytose locale des bacilles tuberculeux et elle doit être vraisemblablement une toxine *in vivo*. Elle donne une immunité qui peut être regardée comme antitoxique.

IX. — La tuberculobactéricidine a une propriété pathogénique tout à fait analogue à celle des bacilles tuberculeux. Quand on l'injecte dans l'organisme, elle manifeste très distinctement une action bactéricide. Elle donne une immunité bactéricide et peut être employée dans le traitement de la tuberculose.

X. — La mycoprotéine à chaud contient les deux substances. Elle est bien utilisable dans le traitement immunitif de la tuberculose en y ajoutant en plus une quantité de la tuberculobactéricidine.

XI. — La sérothérapie de la tuberculose est toute pleine d'espérances, mais l'immunisation doit s'exécuter par la tuberculomycoprotéine et la tuberculobactéricidine.

Mais je ne pense pas pratiquer l'injection de ces nouvelles matières aux malades comme M. Koch fait avec ses tuberculines ancienne et nouvelle. Pourquoi? Parce que ces deux substances sont bien toxiques chez les cobayes tuberculeux et même beaucoup plus toxiques chez eux que chez les animaux sains. Il y a grande difficulté à obtenir l'immunité chez les cobayes tuberculeux par ces injections. Leur toxicité dépend du degré de chaque cas. La tuberculomycoprotéine amène souvent la mort des animaux tuberculeux plus vivement que ne meurent les témoins qui ne reçoivent pas l'injection. La tuberculobactéricidine provoque toujours trop de sclérose ; elle produit quelquefois une cirrhose du foie qui cause même l'ascite. Elle occasionne aussi de temps en temps la paraplégie. Quand on pratique l'injection des matières toxiques microbiennes aux malades pour leur assurer la guérison, on l'appelle toxinothérapie ; mais cette toxinothérapie de la tuberculose par les produits des bacilles tuberculeux n'aura aucune valeur jusqu'à ce que la toxine injectée établisse l'immunité contre les actions pathogéniques de ce microbe. On comprend qu'on doive courir beaucoup de risques en pratiquant ce traitement aux malades qui sont d'autant plus sensibles à l'intoxication de ces toxines que leur cas est avancé.

On doit, cela va sans dire, obtenir un sérum antituberculeux pour l'usage thérapeutique. La deuxième partie de mes recherches était donc surtout de résoudre cette question.

Le sérum obtenu en injectant de la tuberculomycoprotéine et de la tuberculobactéricidine à des chèvres
par mon principe montre une action bactéricide, mais il
est bien pauvre en action antitoxique. Il s'ensuit que
mon travail est encore bien imparfait au point de vue
pratique, mais je ne le crois pas sans quelque intérêt
au point de vue de la bactériologie pure, parce qu'on ne
savait pas exactement jusqu'ici que les produits des
bacilles tuberculeux donnaient un sérum bactéricide.
Les sérums bactéricides contre les bacilles du choléra
et de la fièvre typhoïde n'ont pas de valeur thérapeutique, il en sera de même avec le sérum bactéricide contre
les bacilles tuberculeux, si le sérum n'augmente pas
l'action antitoxique, bien que la tuberculose marche
bien plus lentement que le choléra et la fièvre typhoïde.

Pour mesurer la valeur préventive du sérum contre
les bacilles tuberculeux, il y a grande difficulté. Il faut
bien connaître théoriquement la dose mortelle des bacilles tuberculeux, mais cela est bien difficile, car cette
infection chez le cobaye est toujours fatale. La dose in-
fectante doit être la dose mortelle, mais l'animal survit
trop longtemps en lui inoculant si peu de bacilles. Bien
que la survie après l'inoculation soit bien différente, dé-
pendant de la grosseur et de la résistance de l'individu,
ainsi que de la virulence et de la dose de ces bacilles inoculés (l'inoculation de la même dose des bacilles tuberculeux est presque impossible en pratique, même si on
broie avec le pilon un morceau de culture bacillaire
dans le mortier), cette survie est la seule bonne indica-

tion en l'état actuel. La dose dont je me suis servi dans mon travail tue les cobayes de 350 à 450 grammes en deux mois et demi ou trois mois, rarement ceux-ci survivent cinq mois. A la première expérience de mon sérum, j'ai injecté trois grammes de mon sérum dans le péritoine de 4 cobayes et, le lendemain matin, j'ai inoculé une petite dose de culture bacillaire à la sous-cutanée en gardant deux témoins inoculés à la même dose. Pour continuer l'immunité, j'ai injecté trois grammes de sérum par semaine pendant trois semaines consécutives. Un témoin mourut après 4 mois 5 jours, et l'autre après 5 mois 8 jours. Tous les 4 cobayes injectés de sérum jouissaient d'une excellente santé sans manifester de lésion tuberculeuse, mais deux succombèrent par suite d'un amaigrissement extraordinaire après 4 mois et 7 jours et 6 mois 16 jours. Les deux autres se portent toujours bien, même après un an et quatre mois. La deuxième expérience a été faite sur cinq cobayes avec deux témoins par le même procédé, mais en inoculant un peu plus de bacilles, les témoins moururent après 3 mois 18 jours et 4 mois 2 jours, quatre cobayes sont morts à la suite d'un amaigrissement tardif, qui commence vers le cinquième mois après l'inoculation. L'autre survit ; ce cobaye survivant avait un abcès tuberculeux au point d'inoculation qui se développa vers le milieu du cinquième mois, après l'inoculation, et cet abcès guérit après deux injections de trois grammes de sérum sans infection générale. Il se porte bien maintenant. Les animaux qui moururent d'amaigrissement tardif, ne montrent pas de tuberculose à l'œil nu, les poumons sont indemnes, le foie est petit, de couleur bien foncée, noirâtre, la rate est petite et pâle. Sur les 9 cobayes de ces deux expériences 3 ont donc survécu. J'ai ensuite essayé d'injecter le sérum à plus de trois grammes, mais ces essais ont échoué; le sérum venant à tuer les cobayes même sains presque toujours à quatre grammes, en quelques jours, en deux ou trois jours parfois. Ce sérum est toxique, en même temps il provoque souvent l'induration et même la nécrose, injecté à la sous-cutanée. L'inoculation dans le péritoine d'un mélange de sérum et de bacilles tuberculeux donne deux différents résultats. En certains cas, le péritoine reste indemne, mais les poumons sont atteints de tuberculose; en d'autres, une lésion du péritoine prédomine avec très peu de tuberculose dans les organes internes.

Les résultats de l'usage thérapeutique étaient les suivants. Dans les cas bien avancés, le sérum n'a aucune valeur pour sauver la vie des cobayes tuberculeux, ils meurent très souvent plus vite que les témoins. Si l'on injecte le sérum, l'amaigrissement survient. Les poumons sont atteints très souvent de l'hépatisation rouge, quelquefois même du lobe entier. La pleurésie avec épanchement n'est pas rare. Tous les tissus tuberculeux sont sclérotiques. Si je commence la sérothérapie quelques jours après l'inoculation avec deux ou trois grammes de sérum en renouvelant l'injection tous les cinq ou sept jours, l'induration tuberculeuse au point d'inoculation reste stationnaire très longtemps en ne provoquant qu'un très léger gonflement des ganglions lymphatiques correspondants, et les cobayes survivent plus longtemps que les témoins, mais à la fin, ils succombent de tuberculose générale. Dans ces cas, la lésion tuberculeuse des poumons est gélatiniforme, le foie est gros et cirrhotique avec de gros tubercules, la rate est grossie aussi. Les examens microscopiques de ces tissus nous montrent très peu de bacilles.

Ainsi, mon sérum n'a pas l'efficacité suffisante; mais ce qui, dans ce sérum, m'intéresse, c'est son action bactéricide. Injecté aux cobayes tuberculeux, il provoque la destruction des bacilles. Si l'on en injecte une certaine dose, cette action est bien visible en faisant les coupes microscopiques des tissus tuberculeux. Les bacilles disparaissent dans le tissu tuberculeux du foie et de la rate plus vite que dans celui des poumons. Une fois détruits, certains bacilles laissent souvent leurs parties granuleuses fortement colorées siéger à leur extrémité ou dans leurs lignes comme trace, dans les cellules où ils ont siégé (Préparation n° I). En cas de destruction plus avancée on ne trouve presque plus de bacilles tuberculeux. Dans ces cas il y a des phagocytes qui contiennent des granules noirâtres. Ces granulations existent dans le foie et surtout dans les poumons (Préparations, n°ˢ 2 et 3). Il y a quelque difficulté à savoir si ces granulations sont des débris de corps bacillaires ou de poussière aspirées ou encore d'autres pigments. Même en admettant l'existence de poussière dans les cellules des poumons, il me semble que la plupart de ces granulations noirâtres proviennent de la destruction bacillaire parce que la même granulation existe dans le foie, mais c'est ce que je me propose de déterminer dans de futures recherches.

En examinant mes coupes, on admettra que mon sérum a une action bactérilytique sur les bacilles tuberculeux, mais ces coupes sont les tissus d'animaux morts de la tuberculose et la vie des cobayes n'est pas sauvée. La guérison de l'ulcère tuberculeux était annoncée comme signe de la guérison par M. Koch, mais la guérison de l'ulcère tuberculeux est plus facile que celle des tubercules des organes internes. La guérison de cet ulcère est obtenue très souvent par mon sérum, et quand l'abcès de la sous-cutanée crève, il se guérit bien vite mais la tuberculose des organes internes persiste. L'évacuation des bacilles a de très favorables conséquences, comme nous le voyons sans cesse, dans la clinique chirurgicale. Cependant, la guérison de l'ulcère est justement le signe d'augmentation de la résistance et elle n'est pas l'indication de la guérison tuberculeuse des organes internes. Ainsi on doit examiner toujours les organes internes. Jusqu'au point actuel de mes recherches, mon sérum n'a pas suffisamment d'action antitoxique, comme je vous l'ai dit, et je n'ai pas obtenu de résultats satisfaisants. A la suite, de l'amaigrissement tardif des cobayes qui supportaient l'inoculation tuberculeuse, je songeai à me servir de bacilles vivants pour la fabrication des toxines et essayant d'une tuberculomycoprotéine fabriquée avec de ces bacilles, je trouvai qu'elle est beaucoup mieux que celle des bacilles tués par la chaleur. De plus, pensant avoir perdu les toxines solubles qui amènent la cachexie en fabriquant avec des corps bacillaires tués ma mycoprotéine et ma bactéricidine, j'ai recommencé mes recherches avec une solution des bacilles vivants se décomposant dans l'eau chloroformée, mais non encore achevées, je ne saurais en donner les conséquences.

CONCLUSION

L'immunité de la tuberculose existe, et le sérum bactéricide peut s'obtenir plus facilement qu'un sérum antitoxique, mais il ne suffit pas encore pour l'introduire en usage thérapeutique jusqu'au jour où on obtiendra le sérum aussi bien antitoxique.

Tel est actuellement l'état de mon travail, que j'ai pu poursuivre durant une partie de mon séjour à Paris, grâce au bienveillant accueil et aux bons conseils que je n'ai cessé de trouver en mon vénéré maître M. le Dr E. Roux, à qui j'adresse ici l'expression de ma profonde reconnaissance et de ma respectueuse estime.

EXPLICATION DES PRÉPARATIONS

N°   I. Coupe des poumons d'un cobaye tuberculeux. Débris bacillaires détruits bien visibles dans le tubercule.

N° II. Coupe du poumon et du foie d'un cobaye tuberculeux ayant reçu en tout 8 grammes de sérum un mois et demi après l'inoculation. Les bacilles tuberculeux n'existent presque plus.

N° III. Coupe du poumon et du foie d'un cobaye tuberculeux ayant reçu en tout 12 grammes de sérum. Les bacilles tuberculeux disparaissent plus que N° II.

Toutes les préparations ont été fixées par l'alcool absolu et colorées par la méthode de Ziel.

BAR-LE-DUC. — IMPRIMERIE CONTANT-LAGUERRE.

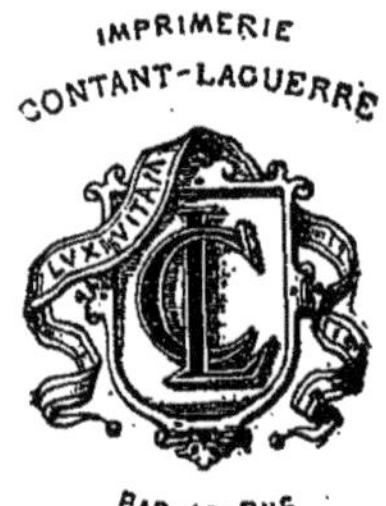

IMPRIMERIE
CONTANT-LAGUERRE
BAR-LE-DUC